LA

GARDE-MALADE

ET

L'INFIRMIÈRE

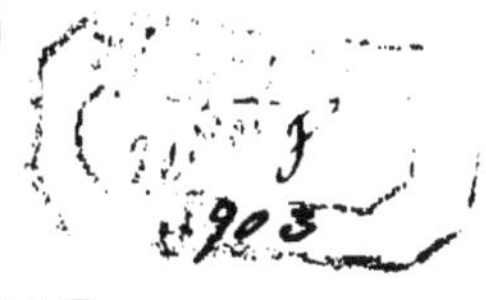

ROLE PROFESSIONNEL

ET

Programme d'Enseignement

PAR LE

Dr G. CARRIÈRE

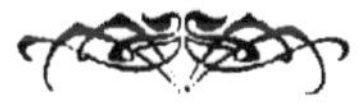

PARIS

LIBRAIRIE J.-B. BAILLIÈRE ET FILS

19, Rue Hautefeuille, près du Boul St-Germain

1903

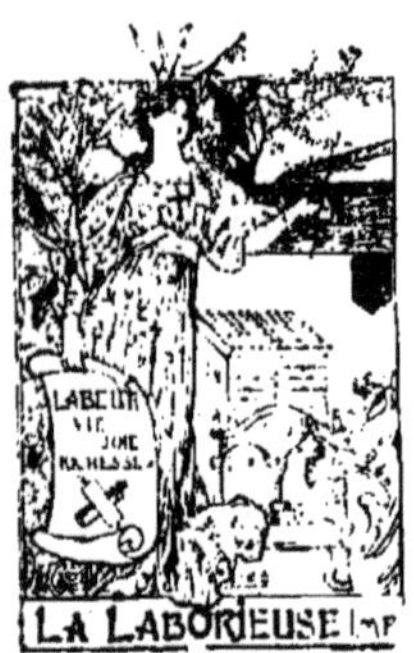
LA LABORIEUSE Imp

DU MÊME AUTEUR :

La Propreté et les Bains-Douches au point de vue hygiénique et social. — 1 vol. in-8° de 141 pages, illustré de 26 planches ou gravures — Prix : **3 francs** chez J.-B. BAILLIÈRE et FILS, éditeurs 19, Rue Hautefeuille, Paris, 1900

L'Alcoolisme et l'Enfance au point de vue hygiénique et social. — Rapport présenté au Congrès antialcoolique départemental tenu à Nimes le 19 Mai 1901. — Prix : 25 centimes au siège de l'Union Française Antialcoolique, 5, rue de Latran, Paris.

LA

GARDE-MALADE

ET

L'INFIRMIÈRE

ROLE PROFESSIONNEL

ET

Programme d'Enseignement

PAR LE

Dr G. CARRIÈRE

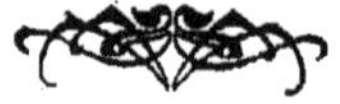

PARIS

LIBRAIRIE J.-B. BAILLIÈRE ET FILS

19, Rue Hautefeuille, près du Boul. St-Germain

—

1903

LA

GARDE-MALADE

ET

L'INFIRMIÈRE

ROLE PROFESSIONNEL

ET

Programme d'Enseignement

Leçon d'ouverture et Introduction Générale au Cours (1) des gardes-malades.

SOMMAIRE. — I et II. Principes de l'assistance et de la laïcisation. — III. Histoire et organisation des écoles d'infirmières. — IV. Programme et méthode d'enseignement. — V. Rôle et devoirs professionnels de la garde-malade et de l'infirmière.

MESDAMES,

Invité par la Municipalité d'Alais à organiser un cours public et gratuit, destiné à former un personnel d'infir-

---

(1) Ce cours, inauguré sous la présidence de M. Berthézenne, maire, assisté de MM. les Conseillers Mazoyer et Coirus, a eu lieu dans une salle de l'Hôtel-de-Ville, de mai 1901 à mai 1902. Il s'est composé de vingt-cinq leçons ou conférences, à la fois théoriques et pratiques, faites par MM. le docteur Bertrand-Lauze (1 leçon), le docteur Chapon (2 leçons), le docteur Carrière (22 leçons), et suivies par une moyenne de 25 à 30 élèves ou auditrices bénévoles.

Parmi celles-ci, quelques dames ont été appelées à soigner des malades par anticipation, c'est-à-dire avant d'avoir achevé leur instruction et sans être munies, par conséquent, d'aucun diplôme. Mais, au nombre des élèves les plus assidues, il s'est trouvé, heureusement, 4 jeunes filles décidées à poursuivre leurs études jusqu'au bout. L'une d'elles, Mlle Pin, a eu la chance d'être admise comme boursière à l'école d'infirmières de Bordeaux, d'où elle nous reviendra nous l'espérons, pourvue d'une instruction supérieure. Les 3 autres ont été envoyées, aux frais de la ville d'Alais, à l'hôpital suburbain de Montpellier, pour

mières et spécialement de gardes-malades (1) laïques, je n'ai pas voulu me dérober à cet honneur, parce que je l'ai considéré comme un devoir et comme une œuvre d'intérêt général et d'utilité publique.

Toutefois, ce n'est pas sans appréhension, ni sans embarras, que j'ai assumé cette entreprise aussi laborieuse que difficile à réaliser dans un milieu, comme le nôtre, entièrement dépourvu des ressources matérielles et scientifiques de la Faculté et de l'Hôpital.

Il s'agit, en outre, d'un enseignement encore fort peu répandu dans notre pays, assez pauvre en documents, (2) et auquel je suis loin d'être apte et préparé. Car, pour instruire les autres, il ne suffit pas de savoir beaucoup, il

---

y accomplir un stage successif dans chaque service de médecine, de chirurgie et d'accouchements. Ce sont les demoiselles NOHÉMIE ARBOUSSET, BERTHE PLANTIER et CHARLOTTE ETIENNE. Aussitôt qu'elles auront terminé leur apprentissage, elles viendront se mettre à la disposition des médecins et des malades de la région, auxquels nous croyons devoir les recommander parce qu'elles nous paraissent offrir de sérieuses garanties, sous tous les rapports.

(1) On désigne généralement sous les noms d'*infirmier* et d'*infirmière* le personnel assistant des hôpitaux, tandis qu'on réserve plutôt le qualificatif de *garde-malade* aux personnes qui soignent les malades à domicile. D'ailleurs, les fonctions sont les mêmes et l'enseignement doit être identique dans les deux cas, à part certaines obligations imposées par les règlements administratifs au personnel des hôpitaux.

(2) Nous possédons cependant plusieurs *Manuels* de l'infirmière qui ne manquent pas de valeur ; mais ils ne répondent pas malheureusement au but pratique de l'enseignement.

Le plus ancien est le *Manuel de l'Infirmière*, du docteur BOURNEVILLE, en 5 volumes, (aux bureaux du *Progrès Médical*, prix : 7 fr. 50) ; il renferme des parties excellentes ; notamment, les chapitres relatifs à l'administration de l'assistance publique de Paris, sont considérés comme des modèles ; on lui reproche toutefois d'être trop surchargé et un peu diffus.

Le plus récent est celui du docteur VINCENT, de Lyon, en 3 volumes (Anatomie, 6 fr. ; Petite chirurgie, 9 fr. ; Accouchements, 3 fr. ; chez J. B. Baillière, éditeur, Paris, 1901-1902). C'est un ouvrage très bien fait, très clair, au courant des récentes données de la science ; mais il présente encore l'inconvénient d'être trop théorique. Il semble avoir été écrit pour l'usage des étudiants et des praticiens plutôt que pour celui de simples infirmières.

La dernière édition du *Manuel de l'Infirmière Hospitalière*, (3e édition, chez Masson, éditeur, 1897. — Prix : 5 fr.), publiée par l'*Union des Femmes de France* paraît être, jusqu'à présent, le Manuel le mieux conçu et le plus recommandable.

Il est regrettable qu'on n'ait pas eu l'idée de traduire les livres suivants, qui sont classiques en Angleterre et, paraît-il, excellents :

— *Handbook for the instruction of attendants on the insane* élaboré par la *Médico Psychological Association* d'Angleterre ;

— EVA LUCQUES, matron au London hospital : *Lectures on general nursing* London, Kegan Paul, Trübner, 1892 ; — *Hospital sisters, and their duties*. London, *Scientific Press*, 28, Southampton street, W. C.

faut encore savoir à fond, et surtout, savoir enseigner, ce qui est à la fois un don et un art qui ne s'improvisent pas. Dans notre profession, nous sommes habitués à observer et à réfléchir plutôt qu'à pérorer et à discourir, et j'avoue, pour ma part, que je ne suis point habile à manier la parole et peu idoine, par conséquent, à la charge qui m'est confiée. J'aime à vous en prévenir d'avance afin de vous éviter toute déception.

Avant de pénétrer au cœur de notre sujet, je tiens à vous présenter quelques considérations préliminaires sur les principes de l'assistance et de la laïcisation, sur l'origine et le but des écoles d'infirmières, sur le programme et le meilleur système d'enseignement, enfin sur vos attributions et vos devoirs.

I. — Principe de l'assistance ; Son évolution.

La conception de l'assistance a notablement évolué à travers les âges.

Bien que la charité privée soit aussi vieille que le monde, bien que la charité publique remonte également à des temps reculés (1), les grandes maximes de philosophie et de solidarité sociales ne furent proclamées qu'au XVIIIme siècle.

Ce fut d'abord Montesquieu qui dit, dans l'*Esprit des lois* : « l'Etat doit à tous les citoyens une subsistance assurée. »

La Révolution reprit ensuite cette idée et l'érigea en dogme dans la *première Déclaration des Droits de l'Homme* (du 23 juin 1793) :

Art. 21. — Les secours publics sont une dette sacrée. La société doit la subsistance aux citoyens malheureux, soit en leur procurant du travail, soit en assurant les moyens d'exister à ceux qui sont hors d'état de travailler.

---

(2) Un *capitulaire* de Charlemagne, de l'an 800, impose aux cités l'obligation de nourrir leurs pauvres, défend aux mendiants d'errer dans le pays et interdit à toute personne de donner des secours aux pauvres qui refusent de travailler de leurs mains.

La *Constitution de l'an III* (22 août 1795) l'a consacrée, à son tour, en lui donnant pour base les préceptes de l'Evangile, et en la formulant en des termes analogues :

Devoirs de l'homme et du citoyen, art. 2. — Tous les devoirs de l'homme et du citoyen dérivent de ces deux principes gravés par la nature dans tous les cœurs : Ne faites pas à autrui ce que vous ne voudriez pas qu'on vous fît. Faites constamment aux autres le bien que vous voudriez en recevoir.

Aujourd'hui, c'est une loi universellement reconnue que la société doit assistance aux faibles, aux infirmes, aux malades, aux indigents. En sorte que l'assistance est devenue un *droit* pour les malheureux et un *devoir* pour la société.

L'assistance publique, telle qu'elle fonctionne de nos jours, est une institution toute moderne ; elle fait partie des grands progrès du siècle dernier.

Tant que l'on ne sera pas parvenu à délivrer notre pauvre espèce des plaies de la misère et de la maladie, l'assistance des malades et des déshérités sera donc le plus grand et le plus impérieux des devoirs sociaux (1). La douleur, en effet, plus souvent que la joie, est le lot ordinaire de notre destinée. Si, par un côté, l'homme cherche à fuir la vue de la souffrance, parce qu'elle dérange sa quiétude et attriste ses plaisirs ; d'un autre côté, il se sent ému et attiré, parce qu'il voit en elle l'image de ce qui peut l'atteindre à tout instant. La souffrance humaine est chose sacrée, toujours digne de sympathie et de respect ; elle doit désarmer la haine et inspirer la pitié.

La douleur, la maladie et la mort ne sont-elles pas les plus grandes niveleuses de l'humanité ? Combien ne nous font-elles pas sentir la fragilité de l'existence ! Combien elles effacent toutes les inégalités sociales ! Combien elles rapprochent les cœurs dans une étroite et instinctive communion !

---

(1) *La loi du 15 juillet 1893* rend obligatoire l'assistance médicale aux malades dénués de ressources.

C'est pourquoi nous avons besoin de nous unir et de nous aider les uns les autres pour parer ou atténuer leurs coups imprévus. Et il ne saurait y avoir en ce monde une mission plus utile et plus glorieuse que celle qui a pour but de soulager les peines physiques et morales de l'humanité souffrante.

II. — Principe de la laïcisation; Aperçu historique.

Jusqu'à la fin du XIXe siècle, l'assistance aux malades était l'apanage exclusif des congrégations religieuses. Elle était dominée par les sentiments religieux et se confondait avec les pratiques de la charité. Quant à l'assistance laïque, elle n'existait à peu près nulle part.

Mais, depuis ces dernières années, une véritable révolution s'est opérée, à cet égard, dans les esprits.

Tout d'abord, la thérapeutique a fait des progrès énormes; c'est une nouvelle science, pour ainsi dire, qui a été créée. Tandis que les soins à donner aux malades étaient autrefois de la plus grande simplicité et se résumaient dans l'administration de tisanes, de cataplasmes, de clystères ou lavements, — à tel point que ceux-ci étaient l'emblème caractéristique de l'infirmier surnommé plaisamment : « artilleur de la pièce humide ! » — ces soins sont désormais compliqués et délicats, exigeant des connaissances étendues et variées, des précautions minutieuses, une attention vigilante et éclairée.

Par suite, la charité ne suffisait plus; il fallait y ajouter une véritable instruction technique et une éducation professionnelle. A l'évolution de la thérapeutique devait correspondre une évolution parallèle du personnel assistant.

Bien plus, le mobile même du dévouement aux malades changeait : au sentiment religieux de la charité tendait à se substituer de plus en plus le principe de la *solidarité*, ce lien nouveau des sociétés modernes, basé sur l'association des intérêts similaires, sur la mutualité des droits et des devoirs.

Il ne s'agissait pas seulement de secourir ceux qui souffrent par piété et par pitié ; mais il importait encore et surtout d'apprendre à les soigner conformément aux règles de l'hygiène et aux données scientifiques récentes.

Or, cette orientation nouvelle s'étant produite dans l'art de guérir, il n'y avait plus de raison de maintenir aux congrégations religieuses le monopole de l'assistance aux malades. Il n'y en avait pas non plus pour la leur interdire. Mais il devenait absolument indispensable que les infirmières, soit religieuses, soit laïques, reçussent également une instruction et une éducation en harmonie avec les tendances et les méthodes nouvelles.

Malheureusement, un élément perturbateur vint précipiter cette évolution et la troubler : ce fut la politique. Elle imagina, dans un camp, la *laïcisation* (1) à outrance

---

(1) On entend par ce mot le remplacement des sœurs congréganistes par un personnel laïque ou séculier.

— Voici les *griefs*, plus ou moins fondés, relevés contre les *sœurs religieuses* : 1° Leur ignorance habituelle ; 2° leur mépris traditionnel de l'instruction et de l'hygiène ; 3° leur esprit monastique qui les oblige à obéir, par dessus tout, à la supérieure ou au directeur de leur ordre, plutôt qu'aux chefs de service, en sorte qu'il leur est impossible de se plier aux exigences et aux progrès de la médecine. De plus, elles abandonnent ordinairement les soins matériels et les besognes pénibles au personnel subalterne, mercenaire et laïque, se réservant pour elles le rôle plus facile et plus distingué de surveillantes Enfin, on leur reproche leur costume suranné, généralement en bure de laine et de couleur foncée, impropre à la désinfection et à l'asepsie. Aussi, beaucoup de chirurgiens se privent de leur aide pour toute opération.

— D'ailleurs, *les premières tentatives de laïcisation* ne datent pas de nos jours, comme on serait tenté de le croire. Cette œuvre a commencé sous l'ancien régime, en pleine ère monarchique.

Dès les premières années du XVIe siècle, pour ne pas remonter trop loin, nous voyons Louis XII enlever aux chanoines de Notre-Dame l'administration temporelle de l'*Hôtel-Dieu*, qui était l'assistance publique du temps, pour la confier à des laïques.

Au XVIIe siècle, en organisant l'*Hôpital-général* qui embrassait la Salpêtrière, Bicêtre et la Pitié, le roi Louis XIV lui-même en confiait la direction à des laïques. Bien plus, il confiait à des laïques la mission de soigner les malades dans ces établissements. C'est Louis XIV, le roi absolu, l'ami des jésuites, qui a donné l'exemple de la laïcisation ; c'est à lui que remonte la sécularisation de Bicêtre et de la Salpêtrière.

Sous la Révolution, tous les hôpitaux furent laïcisés par suite de la suppression des congrégations.

Le premier Empire rétablit les religieuses dans tous les hôpitaux, excepté à l'hôpital des cliniques, au Midi, à la Maternité, et, comme par le passé, il laissa les laïques à Bicêtre et à la Salpêtrière.

Enfin, sous Louis XVIII, à une époque de restauration monarchique et de réaction cléricale, l'œuvre de laïcisation a fait un nouveau pas. L'autorité administrative a enlevé aux religieuses l'économat des pharmacies.

— tandis que, dans le camp opposé, on bataillait les yeux fermés pour le monopole des congrégations — et, dans les deux camps, elle fit perdre de vue l'intérêt propre des malades.

C'est pourquoi de nombreuses et violentes critiques se sont élevées, non sans raison, contre la laïcisation hâtive des vingt dernières années, où l'on a prématurément remplacé les religieuses offrant, à côté de certains défauts, des qualités morales incontestables, par un personnel ramassé, n'importe comment, parmi des gens tarés et inexpérimentés — des infirmes, des paresseux, des ivrognes, voire même des repris de justice, — guidés seulement par l'intérêt pécuniaire et auxquels il manquait les deux conditions essentielles : la compétence et le dévouement.

Au lieu de procéder d'une façon graduelle et méthodique, on a eu le grand tort de vouloir faire passer la charrue avant les bœufs.

Sans doute, la laïcisation des hôpitaux est une réforme qui s'impose à l'avenir de notre démocratie, au même titre que celle de l'enseignement. Sans doute, l'assistance ne doit pas avoir de couleur religieuse ni politique ; elle doit s'exercer uniquement au nom de la science et de la fraternité humaine.

Toutefois, avant de laïciser, il faut d'abord préparer un personnel laïque convenablement choisi et suffisamment expert ; il faut d'abord organiser, partout où ce sera nécessaire, des écoles d'infirmières, en prenant modèle sur celles qui fonctionnent déjà avec succès. Voilà comment il convient de procéder.

On voit, par ces précédents, que la laïcisation n'est pas le fruit exclusif de l'esprit moderne ni le résultat brutal de l'évolution démocratique.

Actuellement, tous les hôpitaux de l'assistance publique, à Paris, sont laïcisés, sauf l'Hôtel-Dieu et Saint-Louis.

En province, des efforts sérieux ont été faits, depuis quelque temps, dans la même voie : à Niort, à Chartres, à Cette, à Lorient, à Poitiers La petite ville de Saint-Pons (Hérault), a laïcisé son hôpital depuis deux ans. Le Conseil municipal de Marseille et celui de Limoges ont voté la laïcisation de leurs hospices et n'attendent pour l'effectuer que l'approbation du gouvernement.

Enfin, la laïcisation est appliquée dans divers pays étrangers, républiques et monarchies, en Suisse, aux Etats Unis, en Angleterre, en Allemagne, en Russie, en Portugal, même à Vienne, la capitale de la catholique Autriche.

***

III. — HISTOIRE ET ORGANISATION DES ÉCOLES D'INFIRMIÈRES.

Sur ce point, comme sur bien d'autres, en matière d'innovations pratiques, nous avons été devancés par un grand nombre de nations. Pour nous en convaincre, nous n'avons qu'à jeter un rapide coup d'œil dans l'Histoire et autour de nous.

Il y a plus de cent ans, en 1798, que le docteur Valentin Seaman faisait déjà un cours suivi et méthodique aux infirmières de l'hôpital de New-York.

Trente ans plus tard, Elisabeth Fry s'occupait de l'instruction des infirmières de Guy'Hospital, à Londres.

Bientôt après, le pasteur Fhener fonda à Kaiser Woth l'ordre des diaconesses, destiné à former des infirmières.

Mais, la véritable initiatrice des écoles d'infirmières a été miss *Florence Nightingale*. (1) Née à Florence, en 1820, d'une grande famille, jeune, belle et riche, elle renonça à la vie mondaine pour se consacrer aux soins des malades. Dès l'âge de vingt-cinq ans, elle se mit à voyager dans divers pays pour y étudier les différents systèmes d'assistance. Au moment de la guerre de Crimée, le ministre de la guerre anglais lui confia la direction absolue du personnel féminin envoyé pour secourir les malades et les blessés. Son intervention eut aussitôt pour effet d'abaisser la mortalité dans les ambulances anglaises de 60 0/0 à 2, 21 0/0: résultat merveilleux — qui contrastait singulièrement avec la mortalité excessive des armées française et russe — et qui ne pouvait être attribué qu'aux réformes hygiéniques inaugurées

---

(1) J'ai emprunté une bonne partie des renseignements historiques sur les écoles d'infirmières à l'intéressante et instructive monographie : *Les gardes-malades*, par les docteurs Hamilton et Félix Régnault. — Un volume chez Vigot frères, éditeurs, Paris, 1901.

par miss Nightingale, avec une clairvoyance et une énergie vraiment extraordinaires.

Et pourtant, si remarquable que fût dans les ambulances anglaises l'œuvre de Florence Nightingale, la révolution qu'elle a opérée ensuite dans les hôpitaux de son pays et du monde entier constitue encore son plus beau titre de gloire.

Par son exemple, elle a montré, la première, comment la femme bien élevée, instruite spécialement dans ce but, peut être une collaboratrice précieuse du médecin. Cette innovation fut d'abord combattue comme scandaleuse et immorale par la prude et fière Albion ; mais, en présence des résultats obtenus, les polémiques et les préjugés ne tardèrent pas à disparaître. Et la nation reconnaissante lui offrit, par souscription publique, une somme de 1.250.000 fr. pour fonder, d'après ses principes, la première école de *trained nurses* (gardes-malades professionnelles). Cette école fut installée à l'hôpital Saint-Thomas (570 lits), à Londres, et elle commença à fonctionner régulièrement à partir de 1860.

L'œuvre de miss Florence Nightingale a si bien prospéré depuis, qu'on compte actuellement dans le Royaume-Uni plus de cinq cents écoles de nurses, et quelques-uns de ces établissements reçoivent par an jusqu'à quinze cents demandes d'admission. Elle s'est développée en même temps, avec quelques légères variantes, dans la plupart des pays civilisés, où elle a essaimé rapidement, notamment aux Etats-Unis, en Allemagne, en Hollande, au Danemark, en Suède et Norwège, en Egypte, au Canada, au Japon, etc.

Il convient donc d'en examiner le mécanisme et l'organisation générale, afin d'y puiser des inspirations et des exemples suggestifs.

Le principe fondamental de ces écoles est d'être toujours annexées dans un hôpital, condition indispensable à ce genre d'enseignement.

Les aspirantes, avant d'être acceptées dans ces hôpitaux-écoles, doivent remplir certaines conditions de bonne santé, d'honorabilité, d'instruction et d'âge ; elles ont, en général, de vingt à vingt-cinq ans et ne doivent pas avoir dépassé trente-cinq ans.

Ensuite, elles sont soumises à une *période d'essai* de un ou deux mois. Enfin, si cette épreuve leur est favorable, elles sont définitivement admises pour la durée des études, qui varie de deux à trois ans selon les établissements.

Les élèves sont divisées en deux classes : les élèves-infirmières ou *probationers* et les infirmières diplomées ou *nurses*. Elles sont astreintes à une discipline assez sévère.

L'enseignement théorique leur est donné par des médecins ; mais elles reçoivent surtout une instruction pratique, en aidant les nurses dans toutes les branches du service des salles : nettoyage des salles et des meubles ; elles apprennent à arranger les lits, à faire manger les impotents, etc. Elles s'initient à toutes les besognes et se perfectionnent à tout instant. Elles changent de service tous les trois mois.

Quand les élèves ont terminé leur stage et satisfait aux examens, elles obtiennent le diplôme de *staff-nurses* et sont, dès lors, attachées en permanence à une salle, sous les ordres de la *sister*. Les nurses peuvent, si elles le désirent, se spécialiser pour l'obstétrique, la pédiatrie, l'oculistique, les fièvres éruptives, l'aliénation mentale, etc.

Les *sisters* correspondent à nos *surveillantes* : elles sont chargées de l'administration des médicaments, du service de nuit, de celui des salles d'opération ; elles sont responsables de la marche du service vis-à-vis du médecin et de la *matron*.

La *matron*, ou mère supérieure, remplit des fonctions équivalentes à celles de directeur dans les hôpitaux français. Elle a la responsabilité de tout le personnel féminin vis-à-vis du Conseil d'administration et des chefs de service. Elle est également chargée de faire certains cours, de surveiller les cuisines, la buanderie, etc. Tout le personnel féminin se trouve ainsi placé, sous aucun intermédiaire masculin, sous l'autorité maternelle d'une directrice compétente, qui doit toujours avoir parcouru ellemême la filière hospitalière du nursing. On conçoit combien la perspective d'arriver à ce haut rang doit stimuler tout le personnel dans l'accomplissement de ses devoirs.

Quel que soit leur grade, les nurses des hôpitaux ont deux heures de liberté par jour, un jour de congé par mois, une semaine chaque semestre et un mois de congé par an, à partir de la deuxième année.

Elles ont à leur disposition un salon confortable, pourvu de canapés, fauteuils, piano, bibliothèque, où elles peuvent se reposer et se distraire par la lecture et la musique.

Leur nourriture est très soignée. Leur costume, essentiellement propre, tout en coton, de couleur claire, gracieusement disposé, achève de leur donner un aspect gai et avenant.

Leur existence ainsi ordonnée contribue à rendre les fonctions de garde-malade presque attrayantes. D'ailleurs, leur traitement est assez modique ; 20 à 50 fr. par mois, outre l'entretien complet. Les sisters touchent 100 à 120 fr. par mois.

Les nurses sont attachées en assez grand nombre à chaque hôpital pour assurer le fonctionnement complet de tous les services de jour et de nuit. Les nurses, contrairement aux congréganistes, n'abandonnent jamais leurs malades dans aucune circonstance ; elles les assistent jusqu'au dernier soupir.

Tandis que les sœurs religieuses — considérant l'hôpital comme le seuil du paradis pour elles, et du purgatoire pour les malades — lui donnent un aspect austère et rébarbatif : les nurses, au contraire, s'ingénient à lui donner une physionomie souriante, en répandant dans les salles, autant que le comporte l'hygiène : des fleurs, des oiseaux, des tableaux. Grâce à leurs soins et à leurs délicates attentions, la condition morale de l'hospitalisé est totalement transformée.

Une des créations les plus utiles de ces admirables écoles hospitalières sont les *institutions de nursing* ou *dépôts de gardes-malades* diplômées, affectées aux soins des malades à domicile, payants ou pauvres.

Lorsqu'un docteur a besoin d'une garde-malade dans sa clientèle, il n'a qu'à s'adresser à l'hôpital le plus voisin (là où existent des nursing), qui lui envoie immédiatement une nurse.

Les nurses employées en ville laissent une partie de l'argent qu'elles gagnent à l'hôpital où elles sont attachées: de 50 à 70 0|0. C'est une source de bénéfices pour l'hôpital; mais c'est un avantage pour les nurses, qui y trouvent toujours le gîte et le couvert; de plus, elles touchent un traitement qui varie selon les années de service.

Aux Etats-Unis, de même qu'en Angleterre, la profession de garde-malade est, de préférence, réservée aux femmes, et le niveau d'instruction y est peut-être plus élevé que partout ailleurs.

Il n'y a pas un hôpital important, aux Etats-Unis ou au Canada, qui ne possède aujourd'hui son école de gardes-malades. Les modes de recrutement et d'enseignement y sont à peu près les mêmes qu'au Royaume-Uni.

Voici l'appréciation du docteur Marcel Baudouin, à la suite d'une visite à l'école des nurses de l'hôpital Johns Hopkins (Baltimore): « Leur uniforme, d'une blancheur éclatante, leur respect pour les malades, la délicatesse de leurs manières, leur bonté, leur instruction professionnelle, leur irréprochable tenue m'ont vivement frappé. »

Les nurses dans l'armée. — La plupart des pays qui ont adopté le système de miss Nightingale ont organisé également un corps de *nurses militaires*, recrutées avec soin parmi des jeunes filles de bonne famille, et soumises aux mêmes études que les nurses civiles. En Angleterre, elles sont utilisées d'un manière permanente dans les hôpitaux militaires et dans les colonies, où elles rendent d'immenses services, surtout au moment des épidémies ou des guerres.

L'expérience des récentes guerres d'Amérique et du Transwaal a démontré qu'il ne faut guère compter sur le concours des gardes-malades amateurs, des ambulancières improvisées ou d'occasion, qui sont pleines d'ardeur et d'enthousiasme, mais manquent, en général, d'expérience et d'entraînement. On les a comparées à des papillons indisciplinés, à des mouches bourdonnantes faisant plus de bruit que de besogne utile.

Les Américains, à la suite de la guerre de Cuba, ont résolu de n'utiliser, à l'avenir, que les services des nurses professionnelles analogues à celles de l'Angleterre.

Les célèbres chirurgiens Trèves et Mac Cormac, au Transvaal, ont été aussi enchantés des nurses professionnelles que mécontents des ambulancières volontaires.

En Allemagne, on a également reconnu que le meilleur système, pour préparer de bonnes infirmières militaires, en cas de guerre, était d'exercer un certain nombre d'ambulancières remplissant continuellement leurs fonctions dans les hôpitaux en temps de paix.

***

Après cette longue excursion au dehors, il est temps, n'est-ce pas ? de revenir chez nous et d'examiner rapidement ce qui a été fait et ce qui reste à faire.

C'est le docteur Bourneville qui, après avoir étudié à Londres le fonctionnement des écoles d'infirmières, a eu le mérite d'importer cette belle institution dans notre pays, non sans y rencontrer, au début, des oppositions et des difficultés de toute sorte.

La première école d'infirmières fut inaugurée à Paris, le 1er avril 1878, à la Salpêtrière. L'école de Bicêtre fut ouverte le 20 mai suivant ; celle de la Pitié, le 24 mai 1880 et celle de Lariboisière, le 1er janvier 1895. Puis, sont venues les écoles de l'asile clinique, de Vaucluse, de Villejuif et de Ville-Evrard.

Il est juste d'ajouter que ces créations n'ont pu se faire que grâce aux subsides généreusement octroyés par le Conseil Municipal de Paris.

Il convient de signaler, en outre, l'école privée d'infirmières à domicile créée par Mme Alphen Salvador, il y a trois ou quatre ans, rue Amyot, 10, et l'Institut international des infirmiers et infirmières, à l'hôtel des Sociétés savantes, 28, rue Serpente, à Paris.

En province, il existe deux écoles particulièrement bien organisées, celles de Lyon et de Bordeaux.

On sait que les hôpitaux civils de Lyon se distinguent par une organisation unique en France. Une école d'infirmières, qui y existait déjà depuis une quinzaine d'années, a été réorganisée, en décembre dernier, à la *Charité*. Elle est destinée à un personnel mi-laïque, mi-religieux et ouverte à des élèves internes et externes désirant se préparer aux fonctions d'infirmières ou de gardes-malades. Les aspirantes doivent produire un certificat de bonne santé et de bonnes mœurs, le certificat d'études ou un brevet. L'enseignement théorique est confié à un médecin et à un chirurgien des hôpitaux ; l'enseignement pratique est donné, au lit des malades, par des sœurs hospitalières brevetées ou monitrices. La durée des études est d'une année.

A Bordeaux, il existe depuis plusieurs années une école libre (rue Cassignol, 21), qui a été réorganisée en mai 1901 et placée sous la direction du docteur Hamilton. Elle admet des élèves internes protestantes et des élèves externes de tous cultes. Un petit hôpital de 68 lits et un dispensaire sont annexés à l'école pour le stage pratique des élèves qui s'exercent sous la surveillance immédiate de gardes-malades diplomées, et passent trois mois dans chaque clinique, afin de se familiariser avec tous les genres de fonctions hospitalières. La durée des études est de deux ans. L'instruction théorique comprend 8 heures de cours par mois, pendant la première année, et 12 heures de cours par mois, pendant la deuxième année. Les cours sont faits par la directrice (docteur Hamilton), et par les médecins attachés à l'établissement.

D'autres écoles ont été également instituées dans quelques grandes villes, notamment à Montpellier, au Hâvre, à Reims, etc., mais leur fonctionnement est encore trop rudimentaire pour mériter une mention détaillée.

Nous voilà donc obligés de reconnaître que nous avons de très grands progrès à faire, en ce sens, pour atteindre les résultats déjà obtenus dans la plupart des pays civilisés (1).

---

(1) Cependant, il est juste de constater que la question du recrutement et de l'enseignement des gardes-malades professionnelles est actuellement à l'ordre

Passons maintenant au programme et aux méthodes d'enseignement.

IV. — A. — Programme d'enseignement.

A la suite d'un éloquent rapport du docteur Napias, montrant que le recrutement et l'instruction du personnel secondaire des hôpitaux (infirmiers et infirmières, surveillants et surveillantes) laissaient généralement à désirer, le Conseil supérieur de l'Assistance publique, dans sa séance du mois de mars 1898, vota une proposition aux termes de laquelle il devait être créé dans les principales villes de France, notamment dans celles où il existe une Faculté ou une école de médecine, des écoles d'infirmiers et d'infirmières.

L'enseignement y serait donné conformément à un *programme* dont l'élaboration fut confiée à une Commission spéciale (1) composée de médecins et chirurgiens des hôpitaux et d'aliénistes, chargés de résoudre le problème suivant : « *Quel est le minimum de connaissances techniques que doit posséder le personnel secondaire des hôpitaux pour être à la hauteur de sa mission auprès des malades et des médecins ?*

---

du jour. C'est ainsi que le Président du Conseil des Ministres, M. Combes, adressait dernièrement une importante *Circulaire* aux Préfets (octobre 1902) pour les inviter à accélérer dans chaque département la création d'écoles d'infirmières, dans le but de faciliter le recrutement et l'instruction technique du personnel secondaire des hôpitaux. La circulaire indiquait en même temps les principaux détails d'organisation de l'enseignement dans ces écoles.

On ne peut qu'applaudir à cette mesure d'une opportunité manifeste et destinée à combler une immense et regrettable lacune. Mais l'essentiel, c'est qu'elle ne demeure pas « lettre morte », comme cela arrive trop fréquemment, en notre cher pays, lorsqu'il s'agit de changer nos mœurs routinières et de secouer notre incurable apathie.

(1) Cette Commission était composée de MM. les docteurs Napias, inspecteur général des services administratifs ; Sabran, président du Conseil général d'administration des hospices de Lyon ; le docteur Letulle, médecin des hôpitaux de Paris ; le docteur Ch. Monod, chirurgien des hôpitaux, membre de l'Académie de médecine ; le docteur Pinard, médecin accoucheur, membre de l'Académie de médecine ; le docteur Briand, médecin en chef de l'asile de Villejuif ; le docteur Legrain, médecin en chef de l'asile de Ville-Evrard ; Mougand, chef de bureau au Ministère de l'intérieur ; le docteur Faivre, rédacteur au Ministère de l'intérieur.

Un double écueil se dressait ici : il fallait éviter à la fois d'exiger trop et trop peu. Eviter les notions scientifiques superflues ou dépassant l'horizon intellectuel des élèves ; mais exiger, néanmoins, les notions théoriques indispensables pour étayer et diriger les connaissances pratiques qui sont le but de l'enseignement professionnel. Ces deux branches du savoir, loin de s'exclure, doivent se prêter un constant et mutuel appui. La théorie, sans la pratique, est vaine et stérile; la pratique, sans la théorie, est réduite à un aveugle et dangereux empirisme.

Les notions élémentaires d'anatomie, de physiologie et d'hygiène, par exemple, sur l'utilité desquelles on a beaucoup discuté, ne sont-elles pas les flambeaux et les guides nécessaires à toute personne appelée à pénétrer dans le sanctuaire de la médecine et à coopérer, à un degré quelconque, à l'art de guérir ? Ne sont-elles pas indispensables à l'infirmière pour lui permettre de comprendre la langue et les prescriptions médicales, le pourquoi et le comment des opérations multiples et délicates dont elle est chargée à tout instant ?

D'un autre côté, la Commission était vivement préoccupée de ne point transformer les infirmières en demi-savantes tentées de se substituer au médecin, et le docteur Letulle, dans son rapport à ce sujet, s'exprimait ainsi: « . . . . éviter de surcharger la mémoire d'une foule de détails inutiles, décevants à cause de leur apparence scientifique, dangereux par leur concision forcément schématique ; bref, ne pas créer une classe hybride de demi-médecins, de demi-chirurgiens et de demi-sages-femmes ; mais former, à côté des médecins, des chirurgiens et des accoucheurs, une phalange aussi précieuse qu'indispensable d'aides éclairés, et leur assurer une instruction technique capable, grâce à notre enseignement strictement approprié, d'être partout et toujours à la hauteur de leur dévouement, tel était notre but. »

Une autre rapporteur sur la même question, le docteur Faivre, disait à son tour : « La Commission a voulu *que les infirmières ne fussent jamais tentées de prendre une initiative qui n'appartient qu'au médecin*. L'infirmière a un rôle très utile, mais exactement limité ; elle est l'aide du médecin dont elle doit suivre les prescriptions avec une obéissance passive. Il faut qu'elle soit à même d'apprécier suffisamment l'état du malade pour rendre compte au médecin de ce qui s'est passé en son absence, de faire prendre à propos les médicaments ordonnés, sans pour cela prétendre poser un diagnostic ou faire de la thérapeutique. Elle doit, en un mot, seconder le médecin, mais ne jamais se substituer à lui, et le *meilleur moyen de l'en empêcher est de limiter son instruction aux choses de son état.* » (1)

Or, est-il possible de doser rigoureusement le minimum d'instruction strictement nécessaire et de limiter ainsi, au moyen de ce minimum, le rôle et les attributions de l'infirmière, qui sont plus ou moins élastiques selon les milieux et les circonstances ?

Il semble bien que non, puisqu'on remarque dans le même rapport du docteur Faivre, à la suite du passage précité et en contradiction avec lui, les lignes suivantes : « Il ne faut cependant pas perdre de vue que, dans certaines circonstances, l'*infirmière peut être appelée à faire preuve, elle aussi, d'une initiative désirable.* » (2) Dans les petits hôpitaux, où il n'y a pas d'interne de garde, ou même sur la voie publique et à la campagne, en présence des *accidents* et des *cas urgents* tels que : *blessures, hémorrhagies, syncopes, asphyxies, empoisonnements*, etc., alors que la vie du patient dépend de la promptitude des secours, n'est-il pas bon qu'une infirmière ou une garde-malade soient capables de donner les premiers soins, en attendant l'arrivée quelquefois tardive du médecin ?

J'estime donc, à mon humble avis, et en dépit des craintes exprimées dans les citations qui précèdent, qu'il vaut mieux ici pécher par excès que par défaut, être au-dessus de sa tâche qu'au-dessous, en vertu du dicton : « qui peut le plus, peut le moins ». Abondance d'instruction, pas plus qu'abondance de biens, ne saurait

(1) *Fascicule numéro 62* (voir le renvoi (1) de la page suivante), pages 8 et 9.
(2) Loc. cit., page 9.

nuire. Tout dépend de l'usage qu'on sait en faire. L'essentiel, c'est qu'à côté de l'instruction, on développe en même temps l'éducation morale de l'infirmière et qu'on lui inculque la notion exacte de sa responsabilité et de ses devoirs.

Quoi qu'il en soit, le programme, rédigé par la commission avec une compétence et une autorité indiscutables, fut adopté, après une longue et savante discussion, par le Conseil supérieur de l'assistance publique, dans la séance du 17 mai 1899. (1) Il n'a point de caractère officiel ni obligatoire, car il faudrait pour cela une loi qui n'existe pas encore (2). C'est simplement un *programme-type* destiné à servir de base d'enseignement dans les écoles à créer par les administrations communales et hospitalières. Celles-ci ayant toute latitude d'y puiser ce qui leur convient, selon les besoins locaux de chaque région.

C'est à lui, par conséquent, que nous emprunterons notre modeste plan d'études. Il est impossible de le reproduire ici dans sa teneur. Je me bornerai à le résumer dans ses grandes lignes, en y apportant les modifications qui me paraitront appropriées à notre but ou qui m'auront été suggérées par la comparaison des œuvres similaires créées à l'étranger.

On peut diviser ce programme en six parties principales :

---

(1) Il a été publié dans le *fascicule n° 69* des *Actes du Conseil supérieur de l'assistance publique*, qui contient également les rapports du Dr Letulle, du Dr Faivre, et le compte-rendu de la séance où le programme a été discuté et adopté. On trouve ce fascicule à la direction de l'assistance et de l'hygiène publiques, au Ministère de l'intérieur.

(2) Toute personne peut être inopinément appelée à soigner des malades parmi ses parents, ses amis ou ses connaissances, en sorte que la fonction de garde-malade est, par sa nature même, essentiellement libre et accessible à tous. Mais il y a garde-malade et garde-malade. Nous n'avons en vue ici que les gardes-malades professionnelles — hospitalières ou à domicile — s'adonnant habituellement aux soins des malades assistés ou payants, et chez lesquelles une instruction technique et un apprentissage régulier, prouvés par des examens et constatés par un diplôme, sont reconnues absolument nécessaires. Pour celles-ci, n'y aurait-il pas lieu de réglementer, d'une manière égale et uniforme, le mode de recrutement, l'enseignement et la profession, au moyen d'une loi analogue à celles qui régissent l'exercice de la médecine, de la pharmacie, de l'art dentaire et des sages femmes ? — Je livre et recommande cette idée au bienveillant examen de nos gouvernants et de nos législateurs.

1° Notions élémentaires d'anatomie, de physiologie, d'hygiène et de petite pharmacie ;

2° Soins à donner aux malades atteints d'affections d'ordre médical ;

3° Soins à donner aux malades atteints d'affections d'ordre chirurgical ;

4° Soins à donner aux femmes en couches et aux nouveaux-nés ;

5° Soins à donner aux aliénés ;

6° Notions élémentaires d'administration et de comptabilité hospitalière.

Sans entrer dans les détails, voici, sommairement indiqués, quelques-uns des points essentiels sur lesquels doit porter spécialement l'instruction technique de l'infirmière :

Hygiène des salles d'hôpital et des chambres de malades (ventilation, nettoyage, chauffage, éclairage, etc.)

Hygiène du lit : manière de disposer et de faire le lit, de changer les draps sans lever le malade ; positions à faire prendre à celui-ci, selon la maladie et pour éviter les eschares de décubitus.

Propreté exquise à entretenir partout : salles, literie, meubles, ustensiles, aliments, boissons, linge, vêtements, etc.

Soins de propreté corporelle du malade : soins du corps, du cuir chevelu, du visage, de la bouche, des mains, des pieds, des orifices naturels.

Observation et surveillance attentive du malade : pouls, température, respiration, secrétions, excrétions, sommeil, délire, etc. Surveiller les plaies et les éruptions. Noter l'effet des remèdes et des aliments, etc.

Administration des médicaments conformément aux prescriptions médicales. — *Mode d'application* des : cataplasmes, lavements, injections diverses (hypodermiques, rectales, vaginales, nasales, auriculaires, etc.) ; vésicatoires, ventouses, sangsues, frictions, massages, bains, douches, etc.

Alimentation des malades : manière de donner à manger et à boire aux impotents ; emploi de la sonde œsophagienne, lavements alimentaires. Régimes alimentaires. Notions de cuisine hygiénique et thérapeutique. Préparation de certains aliments et boissons : potages, jus de viande, viande rapée, plasma musculaire, œufs sous diverses formes ; stérilisation du lait ; tisanes et breuvages par macération, infusion ou décoction.

Maladies contagieuses : manière de pratiquer l'*isolement* et la *désinfection.*

Règles de l'asepsie et de l'anti-sepsie chirurgicales. — Soins à donner avant et après les opérations. Préparation et nettoyage des appareils et instruments. Stérilisation et manipulation des objets et du matériel de pansement. Application et confection des bandages et pansements.

Accouchements : Soins à donner à l'accouchée et au nouveau-né. Manière de recevoir l'enfant à sa naissance, de le laver, de l'habiller ; pansement ombilical ; emmaillotement, tenue du berceau et de la couveuse. Règles de l'allaitement, etc.

Les infirmières hospitalières doivent connaître en particulier : la tenue des écritures, des cahiers de visite ; le mouvement des salles ; les mesures à prendre en cas de décès, etc.

Gardes-malades et infirmières devront également s'initier à toutes les branches du programme et aux divers services de médecine, chirurgie, accouchements, aliénés, etc , quittes à se spécialiser ensuite dans certains emplois, selon leurs goûts et leurs aptitudes, la division du travail étant une des conditions fondamentales du progrès.

B. — Méthode et conditions générales de l'Enseignement. — Réformes a accomplir.

Les matières du programme feront l'objet d'un nombre variable de leçons, selon le développement que l'on donnera aux divers sujets traités.

L'enseignement comprendra des leçons théoriques et pratiques. Il doit être constamment orienté vers la pratique et le savoir-faire professionnel.

Les cours théoriques, généralement confiés aux médecins, seront, autant que possible, des leçons de choses. Les professeurs rendront leurs démonstrations plus intéressantes et plus faciles, en les accompagnant de la présentation de planches (1), de moulages, de pièces d'anatomie, d'instruments, d'appareils, de bandages, de médicaments, etc. Un mannequin servira à enseigner l'application et l'usage des bandes.

D'ailleurs, les cours théoriques ne peuvent qu'amorcer et ébaucher l'instruction technique qui doit recevoir sa consécration et son couronnement dans les exercices pratiques et dans l'apprentissage clinique.

Nous avons vu qu'en Angleterre l'enseignement pratique donné par les gardes-malades était beaucoup plus important que les cours théoriques faits par des médecins. Il devrait en être de même chez nous.

En effet, l'*art de guérir* — à la fois science et art — que l'on enseigne à la Faculté, n'est pas tout-à-fait l'*art de soigner* — art plutôt manuel — que l'on n'apprend que dans les salles d'hôpital, au chevet des malades. Celui-ci comprend une foule de détails — très importants pour le bien-être des malades — qui échappent à toute espèce d'enseignement didactique et que l'on ne parvient à acquérir que par l'habitude et l'expérience, en les regardant appliquer par des infirmières plus anciennes et expérimentées, et en les pratiquant ensuite sous leur surveillance.

C'est pourquoi l'*internat* doit être le régime normal des écoles d'infirmières et l'hôpital doit être l'école d'application permanente de l'enseignement professionnel.

On ne peut vraiment se préparer d'une façon complète et efficace aux fonctions de garde-malade et d'infirmière que par un *stage* plus ou moins prolongé dans un ou

(1) On pourra utiliser à cet effet, les *planches murales de Laskowski* et les planches d'anatomie et de physiologie de BOUGLÉ (chez Baillière, éd.)

plusieurs hôpitaux spécialement affectés à ce genre d'enseignement, comprenant toutes les formes de l'assistance, où, grâce à un roulement périodique, les élèves pourront se familiariser avec tous les genres de services. Ces hôpitaux-écoles devront être pourvus naturellement d'infirmières et de surveillantes parfaitement exercées, capables de jouer le rôle de répétiteurs ou de *monitrices* vis-à-vis des novices. Ils seront enfin dirigés, autant que possible, par une supérieure ayant gravi elle-même tous les échelons de la hiérarchie hospitalière, habile par conséquent à gouverner tout le personnel féminin.

Il serait même avantageux, semble-t-il, d'instituer dans quelques grands hôpitaux, notamment dans les villes où il existe une Faculté ou une école de médecine, des écoles de perfectionnement ou *écoles supérieures d'infirmières*, qui seraient, en quelque sorte, des pépinières de monitrices que l'on répartirait ensuite dans les hôpitaux secondaires, pour y former les gardes-malades ordinaires.

En dehors de l'internat et du stage obligatoires pour les gardes-malades professionnelles, les écoles d'infirmières devront admettre des *élèves-externes*, en aussi grand nombre que possible, afin de diffuser dans les familles et dans le public les notions d'hygiène et d'assistance utiles à la sauvegarde de la santé et à la conservation de la vie humaine.

Il n'y a pas lieu d'établir de distinction entre les deux sexes au point de vue de l'enseignement. Mais, en France comme à l'Etranger, on tend à remplacer de plus en plus dans les services hospitaliers, les hommes par des femmes, non-seulement par motif d'économie, mais surtout en raison des qualités de douceur, de grâce et de charme qui rendent la femme particulièrement apte à ces fonctions. Les hommes seront maintenus, néanmoins, dans certains services spéciaux : vénériens, aliénés, chirurgie, salles d'opération, amphithéâtre, ou pour de grosses besognes exigeant plus de force que d'adresse : transport des malades et blessés, transport du linge, nettoyage des salles, etc., où ils seront placés, à titre de garçons de peine, sous l'autorité des infirmières et des surveillantes.

Conditions à remplir par les aspirantes aux écoles d'infirmières. — 1° *âge* : vingt ans au minimum, trente-cinq au maximum ; 2° *certificat de bonne santé* : un certain degré de vigueur étant indispensable pour supporter les fatigues, les veilles ou même les dangers de la profession ; 3° une *moralité* irréprochable ; 4° *instruction* : en principe, l'on devra exiger le brevet de capacité ou, à son défaut, le certificat d'études primaires, les candidats devant être d'autant plus aptes à recevoir l'instruction spéciale qu'ils auront une instruction générale plus sérieuse ; 5° *engagement* de se vouer pendant un certain nombre d'années au service des malades ; en cas de rupture de cet engagement, le remboursement des frais d'entretien serait réclamé.

La *durée* des études ne saurait être inférieure à une année. Nous avons vu qu'elle était de deux ou trois ans dans la plupart des pays étrangers.

Examens. — Tout enseignement comporte une sanction. Pour contrôler le travail des élèves et pour s'assurer de leur degré d'instruction et d'aptitude professionnelle, il sera nécessaire de leur faire subir des *examens périodiques* (sous forme d'interrogation et de notes sur leur assiduité, leur tenue, leur caractère, dont les résultats seront consignés sur un registre *ad hoc*), et un *examen final* comprenant deux séries d'épreuves : 1° des *épreuves pratiques*, qui seront éliminatoires ; 2° des *épreuves théoriques*, que subiront seules les élèves ayant passé avec succès les épreuves de la première série.

Le *jury d'examen* sera composé : 1° du président de la Commission hospitalière ou de son délégué ; 2° de la directrice de l'école ; 3° de trois chefs de service des hôpitaux : un médecin, un chirurgien, un accoucheur.

A la suite des examens, il sera délivré aux élèves qui l'auront mérité, un *certificat d'aptitude professionnelle* — titre moins ambitieux et mieux approprié que celui de diplôme — qui leur assurera le droit d'exercer régulièrement, soit les fonctions d'infirmières dans les hôpitaux, hospices, maternités, crèches, asiles, etc., soit les fonctions de gardes-malades dans la clientèle de la ville et de la campagne.

Il serait fort utile d'organiser dans tous les centres importants, en les rattachant de préférence à un hôpital désigné à cet effet, des dépôts ou des *sociétés de gardes-malades* libres, spécialement affectées aux soins des malades à domicile, payants ou assistés. (1) Ces gardes-malades seraient rétribuées dans le premier cas par les clients, et, dans le second cas, par les communes.

En même temps qu'on relèvera le niveau intellectuel et moral du personnel, il sera juste d'améliorer graduellement les *conditions matérielles* de la profession.

Dans tous les hôpitaux, il conviendrait, tout d'abord, de diviser le personnel en deux catégories bien distinctes: la première catégorie comprenant les infirmiers ou infirmières proprements dits, chargés exclusivement des soins aux malades ; la deuxième catégorie comprenant le personnel auxiliaire chargé des services généraux et accessoires : cuisine, lingerie, buanderie, nettoyage et salubrité.

Ces services ont été confondus jusqu'ici, au grand préjudice du personnel et des malades. Il ne faut pas que l'infirmier ou l'infirmière, de la même main indifférente et souillée, soit obligé de se livrer aux occupations les plus disparates et les plus incompatibles : aux soins minutieux et délicats qu'exige le traitement, et aux corvées grossières et salissantes. Sans doute de même qu'une bonne maitresse de maison doit connaitre les divers travaux du ménage pour bien diriger ses domestiques, ainsi l'infirmière doit être au courant de tous les services pour les commander et les surveiller avec compétence, mais il ne faut pas qu'elle dépense à ces fonctions accessoires le meilleur de ses forces et de son temps, qui doit appartenir aux malades.

D'autre part, il faudrait accorder au personnel infirmier, à mesure que les ressources budgétaires le permettront, les avantages suivants : 1° une chambre individuelle

---

(1) *L'assistance à domicile* est le service de choix et de l'avenir, moins coûteux que l'hospitalisation et plus humanitaire, puisqu'il permet au malheureux de rester au milieu des siens, sans perdre le goût du travail, ni les avantages et le charme de la vie familiale.

(au lieu d'un dortoir commun) ; 2° un réfectoire séparé et une nourriture substantielle ; 3° une salle de repos et de récréation ; 4° une augmentation de traitement proportionnée à l'ancienneté et à la qualité des services On pourrait établir, par exemple, deux ou trois classes d'infirmières avec des appointements progressifs de 450, 500 et 600 fr., et deux ou trois classes de surveillantes aux appointements de 800, 900 et 1.000 fr., en sus des frais d'entretien ; 5° enfin, une retraite. (1)

L'amélioration de la situation matérielle, la perspective d'un avancement plus ou moins rapide et d'une retraite assurée, seraient sûrement les meilleurs moyens pour stimuler le zèle et le dévouement du personnel secondaire et pour en améliorer le recrutement.

V. — Role moral ; devoirs professionnels ; type idéal de la garde-malade.

J'arrive enfin à la dernière partie de cet aperçu général. L'instruction purement technique — dont je viens d'exposer longuement le programme — ne saurait suffire dans une tâche faite d'abnégation et de dévouement autant que de savoir ; à côté des connaissances théoriques et des fonctions manuelles, il y a encore des obligations morales non moins importantes à remplir auprès de ceux qui souffrent. Il me reste à esquisser ce rôle et ces devoirs.

Votre premier devoir sera de ne point sortir de vos attributions et de ne jamais empiéter sur celles du médecin, sauf dans les cas d'urgence que j'ai eu soin de signaler. (2) En dehors de ces cas exceptionnels, vous vous bornerez à suivre ponctuellement les ordonnances médicales, sans y ajouter aucun conseil ni commentaire impru-

---

(1) La plupart de ces réformes avaient été étudiées par M. Mourier, le regretté directeur de l'Assistance publique à Paris, et sont sur le point d'être réalisées par son successeur, M. Mesureur. Mais il conviendrait d'en généraliser l'application à tous les hôpitaux de province.

(2) Voir page 19.

dent. Vous éviterez avec soin les intempérances de langage, les propos indiscrets, les bavardages importuns, qui risquent de fatiguer et d'impressionner fâcheusement les malades. Vous vous garderez d'un zèle intempestif et bruyant autant que d'une infatuation ridicule, vous rappelant que la modestie sied au vrai mérite bien mieux qu'une présomptueuse assurance. Vous serez propres sans coquetterie, gaies et avenantes sans familiarité. Vous vous montrerez douces et patientes avec les vieillards, maternelles et caressantes avec les enfants, d'une inépuisable bonté envers tous ceux que la souffrance rend plus ou moins égoïstes, exigeants et ingrats. « Vous devez, est-il dit dans un manuel anglais, penser pour vos malades, et leur éviter de penser par eux-mêmes, prévenir leurs besoins et leurs désirs.... ne leur répondre jamais avec impatience, etc. »

C'est à l'infirmière qu'il appartient de rassurer les malades, de les encourager et de les distraire,... de les décider à prendre un remède qui répugne, à accepter une opération qui épouvante,.... d'entretenir toujours l'espérance, cette lueur suprême d'une vie mourante. C'est à l'infirmière de trouver le secret des douces paroles qui bercent la souffrance et relèvent le courage abattu. Une bonne parole, un sourire aimable, des soins affectueux et empressés valent mieux souvent qu'une savante thérapeutique pour calmer les peines physiques et morales, pour consoler et réconforter les cœurs aigris et irrités par un long passé d'amertume et de privations. On ne saura jamais témoigner assez de sympathie et de sollicitude aux déshérités que l'infortune et la maladie exilent à l'hôpital, loin de toute famille et de toute affection.

Quel rôle admirable que celui de la garde-malade, vraiment consciente de sa mission et de ses devoirs ! Mais, pour y exceller, combien de dons et de vertus, combien de qualités physiques, intellectuelles et morales ne doit-elle pas posséder et réunir ? La garde-malade modèle doit être à la fois : saine et robuste, honnête et vaillante, instruite et bien élevée, propre, adroite, simple, docile, discrète (1), patiente et désintéressée. Elle doit aimer les malades et s'en faire aimer, les soigner non seulement par intérêt, mais aussi par goût et par vocation, se contenter d'un salaire modique pour une besogne rude, difficile et parfois rebutante. Au-dessus de la rémunération pécuniaire, elle doit apprendre à goûter la récompense intérieure, la satisfaction intime que procure le sentiment du devoir noblement accompli.

« Le médecin, le malade, le remède et l'infirmière sont les quatre pieds de la médecine sur lesquels repose la guérison », dit un livre hindou.

Voulez-vous, à ce sujet, me permettre une petite allégorie ? Vous avez certainement entendu parler des microbes et vous apprendrez bientôt à les connaître. Notre organisme n'est qu'un agrégat de ces infiniments petits, non moins merveilleux que les infiniment grands. Les uns sont utiles aux fonctions vitales — la vie est fonction de microbes, a-t-on dit — les autres sont nuisibles, malfaisants et pathogènes. Or, la maladie est le résultat d'une guerre à mort entre ces deux sortes de microbes. On peut donc comparer le malade à un soldat assailli par des myriades d'ennemis invisibles et acharnés. Dans cette lutte terrible, il a besoin d'être guidé et soutenu par des chefs et des sous-chefs qui, dans l'espèce, sont les médecins et les gardes-malades. Le médecin est l'officier qui dirige la tactique et commande la manœuvre, l'infirmière est l'auxiliaire précieuse chargée de l'exécuter. Vous savez qu'en art militaire, on considère un cadre de bons sous-officiers comme le lien le plus solide de l'armée et comme le meilleur élément de la victoire. De même, dans l'art de guérir, nous avons besoin de bonnes gardes-malades pour nous aider à triompher du microbe et des maux qu'il engendre.

(1) La *discrétion* est une des vertus cardinales de l'infirmière et surtout de la garde-malade qui, de par ses fonctions, est appelée à pénétrer dans l'intimité des ménages et à y surprendre bien des secrets. Elle se fera donc un impérieux scrupule de ne point abuser de ses prérogatives et de ne jamais divulguer ni colporter au dehors ce qu'elle aura appris chez ses clients, si elle veut obtenir et conserver leur confiance.

En un mot, l'infirmière est le trait-d'union indispensable entre le médecin et le malade. Quoique limité à un rôle secondaire, son champ d'action est encore assez vaste pour exercer une influence prépondérante et décisive sur la guérison.

En effet, le médecin, souvent pressé et surmené, ne voit le malade que d'une manière intermittente et passagère. Il n'a pas le temps d'appliquer lui-même certaines parties du traitement, minutieuses et compliquées, et il ne peut, sans danger, les abandonner à des mains inexpérimentées et maladroites. Il a donc besoin, pour compléter son action, d'une collaboratrice intelligente et disciplinée, capable d'exécuter toutes ses ordonnances, surveillant avec attention toutes les phases du mal, veillant nuit et jour au chevet du malade, toujours prête à lui venir en aide. S'il est vrai qu'une mauvaise infirmière soit un fléau qui s'ajoute à celui de la maladie, par contre, il n'est point exagéré de dire d'une bonne garde-malade qu'elle est un « ange gardien » auquel on pourrait, en bien des cas, appliquer avec une légère variante le mot célèbre d'Ambroise Paré : « Le médecin soigne, l'infirmière guérit. »

« La garde-malade, instruite et propre, consciencieuse et dévouée, dit avec justesse le Dr Maurice Letulle, est un rouage indispensable à la vie sociale : riches et pauvres, petits et grands, tout le monde passe par ses mains ; chacun, à son tour, a besoin de ses services et de ses soins. Les œuvres d'assistance aux malades, aussi bien privée que publique, trouvent en elle l'instrument fondamental de leur bienfaisance : il faut donc la façonner d'une manière irréprochable, conformément aux exigences de la science, de la médecine et de l'hygiène modernes. »

Ainsi donc que je le disais en commençant, l'éducation de la garde-malade est une question d'utilité publique qui intéresse tout le monde ; le médecin, les malades et les gens bien portants, ces candidats à la maladie.

Et cependant, jusqu'à ces dernières années, en France, du moins, la condition d'infirmière était regardée comme un métier de rebut, qui se recrutait principalement dans la lie de la population, parmi les déclassés rejetés de partout ailleurs, à l'inverse de ce qui se passe dans d'autres pays où elle attire plutôt l'élite de la société.

Il est urgent de réagir contre ces absurdes et funestes errements. Il importe de se pénétrer de cette idée — et de la proclamer bien haut — que l'assistance aux malades est une œuvre philantropique et humanitaire par excellence, qui exige les qualités les plus rares et mérite d'être rétribuée et honorée en raison de ses services et de ses bienfaits.

C'est une carrière essentiellement féminine, une voie nouvelle qui s'ouvre à l'activité généreuse des jeunes femmes, célibataires ou veuves, décidées à se consacrer au bien dans sa forme la plus utile et la plus louable.

D'ailleurs, il n'y a pas de sot métier. Un métier vaut ce que valent ceux qui l'exercent.

Il dépend de vous, Mesdames, de relever et d'ennoblir de plus en plus la fonction de garde-malade et d'infirmière, en y déployant vos aptitudes naturelles et acquises : votre intelligence, votre cœur, vos efforts et votre âme.

Dans toute profession, si humble qu'elle soit, il y a un type idéal plus ou moins difficile à atteindre, mais dont on doit se rapprocher sans cesse.

Puissiez-vous réaliser celui que j'ai essayé d'évoquer devant vous, non seulement pour l'honneur et le succès de notre entreprise, mais encore et surtout pour le profit de vos semblables et pour le soulagement des malheureux.

Table des Matières

Nimes. — Imprimerie La Laborieuse, ass. ouv. coop., rue Godin, 7.

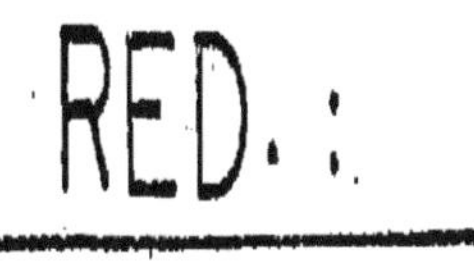

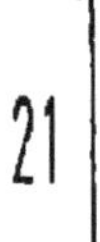

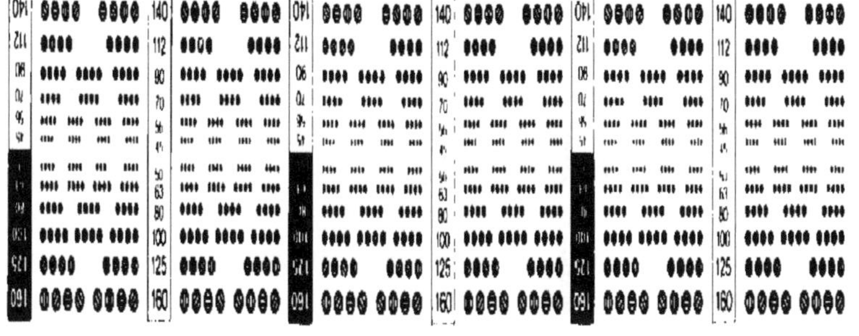

graphicom
3798970

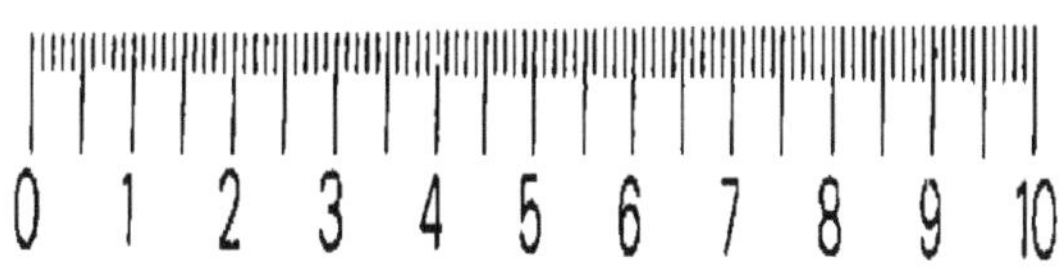

www.ingramcontent.com/pod-product-compliance
Ingram Content Group UK Ltd.
Pitfield, Milton Keynes, MK11 3LW, UK
UKHW021040180726
13838UKWH00004B/1919

9 782329 313863